BEI GRIN MACHT SICH IHR WISSEN BEZAHLT

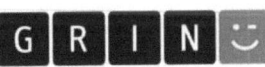

Rationalisierung der Antibiotikaversorgung durch länderübergreifende Qualitätssicherung

Sabine Schwab

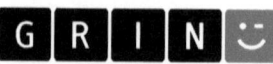

Bibliografische Information der Deutschen Nationalbibliothek:

Die Deutsche Nationalbibliothek verzeichnet diese Publikation in der Deutschen Nationalbibliografie; detaillierte bibliografische Daten sind im Internet über http://dnb.d-nb.de abrufbar.

ISBN: 9783346522924
Dieses Buch ist auch als E-Book erhältlich.

© GRIN Publishing GmbH
Nymphenburger Straße 86
80636 München

Druck und Bindung: Books on Demand GmbH, Norderstedt Germany
Gedruckt auf säurefreiem Papier aus verantwortungsvollen Quellen

Das vorliegende Werk wurde sorgfältig erarbeitet. Dennoch übernehmen Autoren und Verlag für die Richtigkeit von Angaben, Hinweisen, Links und Ratschlägen sowie eventuelle Druckfehler keine Haftung.

Das Buch bei GRIN: https://www.grin.com/document/1144772

Hochschule Fresenius onlineplus

Fachbereich

Studiengang: Management im Gesundheitswesen (M. A.)

Forschungsbericht

Rationalisierung der Antibiotikaversorgung durch länderübergreifende Qualitätssicherung

Schwab Sabine

Modul: Qualitätsmanagement im Gesundheitswesen

Abgabedatum: 05.02.2021

Inhaltsverzeichnis

Abbildungsverzeichnis

Abkürzungsverzeichnis

AB   Antibiotika

ABR   Antibiotikaresistenz

AMG Arzneimittelgesetz

ARB   Antibiotikaresistente Bakterien

AVS   Antibiotika-Verbrauchs-Surveillance

ÄZQ   Ärztliches Zentrum für Qualität in der Medizin

BÄK   Bundesärztekammer

BAH   Bundesverband der Arzneimittelhersteller e. V.

BMBF Bundesministerium für Bildung und Forschung

BMEL Bundesministerien für Ernährung und Landwirtschaft

BMG Bundesministerium für Gesundheit

BMVg Bundesministerium der Verteidigung

BZgA Bundeszentrale für gesundheitliche Aufklärung

DART Deutsche Antibiotika-Resistenzstrategie

DIMDI Deutsches Institut für Medizinische Dokumentation und Information

EMA   European Medicines Agency

      (Europäische Arzneimittelagentur)

FAO   Food and Agriculture Organization

      (Ernährungs- und Landwirtschaftsorganisa tion der Vereinten Nationen)

KBV   Kassenärztlich Bundesvereinigung

KRINKO   Kommission für Krankenhaushygiene und Infektionsprävention

NW   Nebenwirkung

OIE   Office International des Epizooties

      (Weltorganisation für Tiergesundheit)

QM   Qualitätsmanagement

QMS Qualitätsmanagementsystem

RKI	Robert-Koch-Institut
Sgl.	Singular
UBA	Umweltbundesamt
UQN	Umweltqualitätsnorm
WHO	World Health Organization (Weltgesundheitsorganisation)

1 Einleitung

Antibiotikaresistenzen stellen weltweit lebensbedrohliche Risiken dar. Die Bekämpfungs- und Präventionsmaßnahmen werden auf politischer Ebene länderübergreifend erarbeitet und international eingeführt. Bereits in 2015 wurde die ABR von der WHO als globale Gesundheitskrise bezeichnet. Es werden Mindeststandards in Form von QM-Programmen erarbeitet, wozu die Länder seit 2015 teilweise verpflichtet sind. Deutschland entwickelte ein entsprechendes Programm bereits in 2008. Die nationalen und europäischen Regelungen und Interpretationshilfen dienen als definierter Stand der Wissenschaft und Technik. Vertrieb, Abgabe und Verabreichung von Antibiotika durch die entsprechenden Instanzen, wie Ärzteschaft, Pflegepersonal, Pharmaunternehmen, Apotheken müssen strengeren Kontrollen durch Qualitätssicherungssysteme unterzogen werden. Die AM-Versorgung in Deutschland gesetzlich gemäß AMG geregelt. Die Patienten bzw. die Bevölkerung müssen über die Gefahren der unsachgemäßen Anwendung von Antibiotika aufgeklärt werden. Ziel des Projekts ist zu analysieren, inwieweit durch die sektorübergreifende Maßnahmen zu Bekämpfung und Prävention im Rahmen des Qualitätsmanagementsysteme national und international die globale Minimierung der Antibiotikaresistenzen erreicht werden kann.

Auf Grund der globalen und schwerwiegenden Problematik wird sektor- und länderübergreifend geforscht. Publiziert wird sowohl für die Laien als auch für Fachpersonal, Wissenschaft und Politik. Der Literatur- bzw. Informationsumfang ist daher enorm. Zur Förderung des sachgerechten Einsatzes von AB wurde 2009 von RKI (Abteilung für Infektionsepidemiologie), eine EVA-Studie *„Einflüsse auf die ärztliche Verschreibung von Antibiotika in Deutschland"* als Abschlussbericht an das BMG durchgeführt, in welcher die Einflüsse auf die Antibiotika-Verordnung durch ärztliches Personal in Kliniken und niedergelassenen Praxen untersucht wurden. In medizinischen Fachzeitschriften erscheinen regelmäßig Artikel zu der globalen ABR-Situation. Der möglichst aktuelle Informationsstand über die Resistenzen soll zum Problembewusstsein beitragen und vom unsachgemäßen AB-Einsatz abhalten. Das Literaturverzeichnis beinhaltet neben den zitierwürdigen Quellen auch die weniger relevanten. Diese sekundären Quellen sollen zum Themaverständnis beitragen und wurden in der Arbeit nicht zitiert.

Für die Ausarbeitung vorliegender Ergebnisse, wurden thematisch relevanten Daten durch die Literaturrecherche in den Datenbanken erhoben und qualitativ ausgewertet. Die Übersicht wird mit Hilfe der deduktiven Gliederung verschafft. Zur sprachlichen Vereinfachung und besseren Lesbarkeit wird für die personenbezogenen Substantive die männliche als geschlechtsneutrale Form verwendet. Zunächst sollen die AB und die

Entwicklung der Resistenzen im Kapitel 2 erläutert werden. Im Kapitel 3 werden die QM-relevanten Begrifflichkeiten wie Qualität in Bezug auf AB und AB-Versorgung eingeführt und die möglichen Gefahrenquellen für die Resistenzentwicklung definiert. Als QMS im Kapitel 4 werden die Programme zur Minimierung und Prävention der ABR vorgestellt. Hauptsächlich gilt hier der Fokus den auf politischer Ebene erarbeiteten One-Health-Konzept und DART. Im vorletzten Kapitel 5 wird die Aussicht einer sogenannter Post-AB-Ära diskutiert. Schließlich wird im letzten Kapitel unter dem Resümee die Schluss-folgerung als Stellungnahme zur Projektfrage verfasst.

2 Antibiotika

Antibiotika retten Leben. Seit über 70 Jahren stellen die AB die wichtigste Waffe bei der Behandlung bakterieller und oft lebensbedrohlicher Infektionen dar (WHO 2012). Die Bezeichnung Antibiotikum stammt aus dem Griechischen und bedeutet das Gegenteil, nämlich „Gegen das Leben". Dabei handelt es sich um das Leben der Mikroorganismen wie Bakterien, welche dem menschlichen oder dem tierischen Organismus schaden. Werden die Schädlinge beseitigt, kann das menschliche oder tierische Leben gerettet werden. In der Patienteninformation definiert die BÄK (2016) Antibiotika, hier: kurz AB, als Medikamente, die zur Behandlung von bakterienbedingten Infektionen eingesetzt werden. Zu den durch Bakterien verursachten Erkrankungen zählen bspw. Mandelent-zündungen, Lungenentzündungen, Hirnhautentzündungen oder Blasenentzündungen. Erkältungskrankheiten oder Grippe werden dagegen durch Viren hervorgerufen. (BZgA o. J.). Nach Stille, Brodt, Groll & Just-Nübling (2006) sind AB von Pilzen oder Bakterien gebildete natürliche Stoffwechselprodukte oder synthetisch gewonnene Antiinfektiva, die das Wachstum von anderen Mikroorganismen hemmen (bakteriostatisch) oder diese ab-töten (bakteriozid). Da die AB sowohl gegen krankmachende als auch gegen nützliche, für den Körper notwendigen Bakterien wirken, legt die BÄK (2016) nahe, ein AB nach bestimmten Vorschriften zu verordnen und einzunehmen.

Die Entdeckung der antibiotischen Wirkungen liegt zwar mehrere Jahrhunderte zurück, die effektive und fortschreitende Forschung begann jedoch im 20. Jahrhundert mit der Wiederentdeckung von Penicillin. Seitdem ist die Zahl der Antibiotika stark gewachsen. Sie unterscheiden sich in ihrer Wirkung bzw. der Wirkweise und werden in Gruppen un-terteilt. In dieser Arbeit wird auf die genaue Beschreibung der Wirkmechanismen ver-zichtet, da diese für die Forschungsfrage irrelevant sind. Die Wirkungsunterschiede in-nerhalb einer Gruppe können bspw. auf die Unterschiede in den Affinitäten des AB zum Bakterium oder in Penetrationsfähigkeit durch Bakterienzellmembran zurückgeführt werden (Stille et al. 2006). Nicht jedes AB wirkt gegen jedes Bakterium: Breitband-AB wirken gegen verschiedene Bakterien, Schmalspektrum-AB wirken gezielt gegen bestimmte Bakteriengruppen, die Reserveantibiotika werden bei resistenten[1] Bakterien eingesetzt (BZgA o. J.). Die typischen NW sind Magen-Darm-Beschwerden, allergische Reaktionen der Haut und Scheidenpilz-Infektionen bei Patientinnen (BÄK 2016). Werden die AB falsch bzw. übermäßig eingesetzt besteht das Risiko der Antibiotikaresistenzen, welche aktuell weltweit eine Lebensgefahr darstellen.

2.1 Antibiotikaresistenzen und deren Entwicklungswege

Unter einer Antibiotikaresistenz ist die Widerstandsfähigkeit der Bakterien gegen bestimmte AB zu verstehen. Das betroffene AB bleibt in diesem Fall wirkungslos. Die Resistenzen haben verschiedene Ursachen und stellen das Problem bereits seit der Entdeckung der AB dar. Die Bakterien können Abwehrmechanismen gegen die AB entwickeln und diese untereinander austauschen. Die Resistenzen werden durch die Einnahme von AB, vor allem unsachgemäße Einnahme, begünstigt bzw. ausgelöst. (BAH o. J.). Dies gilt sowohl für die Menschen aus auch für die Tiere.

Die Übertragung und Ausbreitung von Bakterien, resistenten Bakterien oder Genen, die die Resistenzinformationen tragen, erfolgen zwischen Menschen, Tieren, in den Krankenhäusern und in der Umwelt, über die Nahrungsmittelkette und sogar in der Wasserversorgung. Die Zahl der Infektionen mit resistenten Bakterien steigt (WHO 2012). Die *Abbildung 1* veranschaulicht die Entwicklungs- und Ausbreitungsmöglichkeiten. Genauer werden die Verbreitungswege bzw. die Gefahrenquellen für die Vermehrung sowohl der AB-Wirkstoffe als auch der AB-resistenter Bakterien im Kapitel 3.2 betrachtet.

In Gesundheitseinrichtungen ist die Entstehung resistenter Bakterien ist ein großes Problem und führt zu lebensbedrohlichen Infektionen, wie Blut- und Wundinfektionen und zu Lungenentzündung. Folglich kommt es zu längeren Krankenhausaufenthalten, aufwändigeren Therapien, wodurch die Behandlungskosten und damit die indirekten Kosten für Familie und Gesellschaft steigen. (WHO 2012). Besonders gefährlich sind die

---

[1] Resistente Erreger sind gegen die bestimmten (meisten oder sogar alle) Substanzen widerstandsfähig (BZgA, o. J.).

3

Abbildung 1: **Entstehung und Verbreitung der Keime, Antibiotikawirkstoffe und antibiotikaresistenter Bakterien.**

Anmerkung der Redaktion: Die Abbildung wurde aus urheberrechtlichen Gründen entfernt.

multiresistenten[2] Bakterien, da diese auf Grund der fehlenden Wirkstoffe schwer bzw. nicht therapierbar sind (BZgA o. J.). Laut RKI-Abschlussbericht ist die Problematik im stationären Bereich relevanter als im ambulanten, wobei über die Hälfte der befragten Mediziner meinen, Einfluss auf die Antibiotika-Resistenz-Situation durch ihr Verordnungsverhalten zu haben. (Valesco 2009).

Breiten sich die Resistenzen weiter aus droht der Bevölkerung ein Zustand vor der Entdeckung der AB, als die Menschen z. B. an einer einfachen Lungenentzündung starben. (WHO 2012). Es wird von einer Post-AB-Ära gesprochen, welcher Kapitel 5 gilt.

2.2 Länderübergreifende Situation in der AB-Versorgung

In der heutigen globalisierten Welt betrifft das Problem der ABR und damit verbundener

Die Abbidung stellt dar, in welchen Bereichen die AB verabreicht werden und auf welchen Wegen sich die Wirkstoffe und resistente Bakterien unkontrolliert verbreiten.

Quelle: Stiftung Warentest 2013 aus Schweizer Bauer 2015 *„Kampf den resistenzen"*

schwerwiegender Folgen die Nationen weltweit, auch wenn im unterschiedlichen Maße, sodass international auf politischer Ebene gehandelt werden muss. In diesem Abschnitt sollen zunächst die deutsche, europäische und weltweite Situationen bezüglich der AB und der ABR durchleuchtet werden. Die Relevanz ist weltweit von hoher Wichtigkeit und sollte als globales Problem der Weltbevölkerung behandelt werden. Bereits in 2015 wurde die ABR von der WHO als globale Gesundheitskrise bezeichnet. Als jährliche Todesrate werden 700'000 Menschen genannt, davon allein in den Ländern der Europäischen Union ca. 25 000 Menschen (WHO 2012), aber insbesondere in den Entwicklungsländern stellen die Infektionskrankheiten die größte Krankheitslast dar (BMBF 2016). Die WHO-Mitgliedstaaten haben sich auf einen globalen Plan gegen ABR geeinigt mit dem Ziel, die wirksame Behandlung und Vorbeugung bakterieller Infektionen durch effektive und sichere Medikamente weiter gewährleisten zu können. Der Plan sei als nationale Strategie für das jeweilige Land innerhalb von 2 Jahren umzusetzen. (WHO 2015).

---

[2] Multiresistenz: Resistenz gegen mehrere antibiotischen Wirkstoffe.

Verordnungsregelungen

In Deutschland unterliegen antibiotische Präparate der Verschreibungspflicht. Eine Selbstmedikation ist somit ausgeschlossen. Der Wirkstoff, die Anwendung, die Dosierung und die Einnahmedauer müssen auf die Infektion genauestens abgestimmt werden. Leitlinien können als Hilfswerk hinzugezogen werden. Eine ausführliche Beratung ist besonders wichtig. Die Einnahme ist streng nach der ärztlichen Anweisung einzuhalten. Bei der Verschreibung ist die aktuelle Situation des Patienten zu beachten wie Begleiterkrankungen und Allergien, weitere Arzneimittel. Bei Frauen sind Schwangerschaft und Stillzeit von Bedeutung. Auf die Arzneimittel und Lebensmittel, welche die Wirkung senken oder unerwünschte NW begünstigen können, ist hinzuweisen. (BZgA o. J.). In der Studie des RKI nannten die befragten Ärzte als vorrangige Einflussfaktoren auf das Verordnungsverhalten Indikation und Diagnose, Krankheitsgeschichte und Patientensituation. Weitere weniger bedeutsamen Faktoren sind der Patientenwunsch, Einstellung des Arztes, Kosten, Rolle der Apotheke, Einfluss der Krankenhausentlassung, Einfluss der Pharmaindustrie und andere gesellschaftliche Faktoren. Entscheidungshilfen zur AB-Therapie sind Indikation und Diagnose, basierend auf Laborergebnissen, interne und externe Leitlinien, welche regelmäßig aktualisiert werden, Austausch mit anderen Ärzten, Kontakt zu den Mikrobiologen, Pharmaindustrie, Arzt-Patienten-Verhältnisses und Compliance. In einigen Kliniken bedarf die Verordnung einiger AB der Zustimmung der Oberärzte. In den anderen wird jede Antibiotika-Vergabe diskutiert und protokolliert. (Valesco 2009). Dennoch spricht WHO (2012) von häufigen, routinemäßigen und unsachgemäßen Verschreibungen und Einnahmen von AB.

In vielen Ländern, auch der Europäischen Region, sind Antibiotika nicht verschreibungspflichtig, weshalb keine Dokumentation unter den Ärzten stattfindet und keine Daten zu antibiotikaresistenten Infektionen erhoben werden können (WHO 2012). Es ist anzunehmen, dass in diesen Ländern unsachgemäßer AB-Verbrauch stattfindet und die Resistenzentwicklung fördert.

3 QM im Gesundheitssektor in Bezug auf ABR

Dem Begriff Qualitätsmanagement ordnet Rebscher (2011) alle Qualitätssicherungsbemühungen, -verpflichtungen und deren methodische Grundlage in konkreten Einrichtungen zu, welche weitere Entwicklungsschritte und generelle Systematisierung des Vorgehens verlangen wie Systematisierung, Transparenz und Einfachheit der Daten zur Qualitätsbeurteilung, Nachvollziehbarkeit der Verantwortlichkeitenverteilung. SGB V § 135 verpflichtet die medizinischen Einrichtungen zur internen Einführung und

Weiterentwicklung des QM mit dem Ziel der Sicherung von Qualität, welche reproduzierbar bzw. nachvollziehbar sein muss. Der Begriff der Qualität im Bereich der AB-Versorgung wird unter 3.1 erarbeitet. Für die QM-Analyse ist es wichtig die qualitätsmindernde Fehler- bzw. Risikoquellen zu identifizieren und zu eliminieren, was unter 3.2 erfolgt. Hier sollen Risiken und Gefahren der länderübergreifenden Antibiotikaresistenzen aufgeführt werden. Z. B.: Aufgrund der Resistenzen müssen die Patienten eventuell mehreren Therapien unterzogen werden, was zusätzlichen Schaden für den Körper haben kann und zusätzliche Kosten für das Gesundheitssystem bedeutet. Immer neue antibakterielle Wirkstoffe müssen entwickelt und hergestellt werden, was hohe Kosten in der Pharmaindustrie und für die Landeswirtschaft verursacht.

3.1 Qualität in der AB-Versorgung

Q ist die Sammlung an Anforderungen an ein Produkt bzw. Dienstleistung. Bei AM-Versorgung, hier AB-Versorgung handelt es sich sowohl um die Q des Produkts, nämlich um die Beschaffenheit und Wirksamkeit des Medikaments, welche im AMG festgelegt sind, als auch um die Q der Dienstleistung, nämlich Versorgung, Verteilung, Verordnung, Einnahme und Entsorgung. Somit sind neben der Produktqualität auch Struktur-, Prozess- und Ergebnisqualität von hoher Relevanz, wie therapeutische Leitlinien, Erfolg der AB-Therapien und die Patientenzufriedenheit bzw. Genesung. Die Q ist hier eher subjektiv zu betrachten, da diese kunden- bzw. patientenorientiert bewertet wird. Da es sich bei der Verteilung der AB nicht ausschließlich um ärztliche Verordnungen handelt, sondern auch um die Aufnahme durch Wasser und Nahrungsmittel, muss der Qualitätsbegriff entsprechend erweitert werden. Die Versorgungsqualität, welche patientenorientiert gestaltet werden soll, ist zu beachten, dass jede einzelne Person ein potentieller Patient ist und damit wird die Versorgung zur Problematik der gesamten Bevölkerung.

In Deutschland erfolgt die Überwachung der Arzneimittelversorgung und damit die Qualitätssicherung der Arzneimittel gemäß § 64 AMG „Gesetz über den Verkehr mit Arzneimitteln". Die nationalen und europäischen Regelungen und Interpretationshilfen dienen als definierter Stand der Wissenschaft und Technik. Die antibiotische Behandlung in der Tierhaltung ist im AMG § 58 mit dem Ziel der Minimierung des AB-Einsatzes geregelt.

3.2 Gefahrenquellen definieren und Risiken bewerten

Jeder Antibiotikaeinsatz fördert die ABR, aber vor allem ungerechtfertigter Einsatz von AB in der landwirtschaftlichen Tierproduktion und der Tier- und Humanmedizin von wesentlicher Bedeutung für die ABR-Zunahme (Niedrig et al. 2017). Die Wege und Möglichkeiten zur Ausbreitung der ABR können in der *Abbildung 1* aus dem Unterkapitel 2.1 nachvollzogen werden.

Folgende mögliche Faktoren begünstigen die Entwicklung der ABR:

1. Antibiotika werden zu oft und unsachgemäß (z. B. bei Vireninfektionen) verschrieben, unverantwortlich übermäßige Verabreichung durch Ärzte, Nichteinhaltung der Verordnungsrichtlinien. Die Bakterien gewöhnen sich an die AB und entwickeln Abwehrmechanismen

2. Falsche Einnahme, wie die Zeiten nicht einhalten oder zu niedrige Dosierung

3. Vorzeitiges Abbrechen der Einnahme, z. B. bei Symptomminderung, aber auch aufgrund der Unverträglichkeiten bzw. Nebenwirkungen. Die Symptome lassen nach durch die Anzahlverringerung der Bakterien, nicht die komplette Eliminierung. Die überlebenden Bakterien bilden Resistenz gegen das AB und vermehren sich.

4. Missachten der Regeln für die Antibiotika-Einnahme bei Wechselwirkungen mit Lebens- oder Genussmitteln. Auch hier gewöhnen sich Bakterien und entwickeln Abwehrmechanismen

5. Übermäßige Flächen-Desinfektion stärkt Bakterien. Durch die Eliminierung „guter" Bakterien können sich die schädlichen ungehindert vermehren und die Resistenzen gegen das Desinfektionsmittel entwickeln.

6. Krankhauskeime / multi-resistenten MRSA Keime, welche durch ständige aber nicht konsequente Desinfektion und häufigen prophylaktischen Antibiosen sich entwickeln. Die resistenten Bakterien werden unter dem Personal und den Patienten ausgetauscht.

7. AB-Einsatz in der Massentierhaltung begünstigt ABR und breitet sich durch den Verzehr unter den Menschen aus

8. Antibiotika im Trinkwasser, ausgeschieden von Menschen

9. Schwache AB-Wirkung gegenüber den Bakterien

10. Mangelnde Forschung und dadurch keine neuen AB-Wirkstoffe

Besonders die unsachgemäße (wie unregelmäßig, zu kurze oder zu lange Dauer, falsche bzw. zu niedrige Dosierung, Missbrauch, bei virenbedingten Erkrankungen, zur Prophylaxe) Verordnung durch Ärzteschaft und die Einnahme durch die mangelhaft aufgeklärten Patienten bewirkt ABR.

In der Landwirtschaft bspw. wurde beim Vergleich der Böden in 2008 mit archivierten Böden von 1940 Antibiotikagehalt von bis zum 15-fachen nachgewiesen. Das Abwasser, dem Klärschlamm, der Gülle oder den Gärresten mit darin enthaltenen Antibiotikawirkstoffen, welche durch die Haushalte bzw. Krankenhäuser entsorgt werden, hoher Bakteriendichte, den Schwermetallen und anderen Nährstoffen, stellen ideale Bedingungen für einen Genaustausch zwischen Bakterien und damit die Entstehungen der resistenten Bakterien. (UBA 2018).

In der Viehzucht werden AB außer zur Behandlung vorhandener Krankheiten, zur Krankheitsprävention und zur Wachstumsförderung eingesetzt. (WHO 2012). Der Verzehr der AB-behandelnder tierischer Produkte verursacht das Problem der ABR bei Menschen. Aus diesem Grund müssen laut UBA (2018) seit einigen Jahren die Abgabemengen von Tier- und Humanarzneimitteln dokumentiert werden, die Methoden und Kriterien, um die Antibiotikaresistenzbildung in der Umwelt zu bewerten, sind in der Umweltrisikobewertung von Antibiotika sind jedoch nicht enthalten.

4 QMS zur Bekämpfung und Prävention der ABR

Durch die Einführung des Qualitätsmanagementsystems sollen die Verbreitung und Entstehung der Resistenzen möglichst verhindert werden. In der heutigen globalisierten Welt betrifft das Problem alle Länder, auch wenn im unterschiedlichen Maße, sodass international gehandelt werden muss. Auch weil der adäquate Zugang zu wirksamen AB in vielen Ländern nicht gewährleistet wird erarbeiten Wissenschaftler und Politiker sowohl auf nationaler und als auch internationaler Ebenen Lösungsstrategien zur Eindämmung resistenter Erreger (Niedrig et al. 2017).

Diese Handlungen und Maßnahmen können in Form von QMS eingeführt werden. Da unter QM aufeinander abgestimmte Tätigkeiten mit dem Ziel der Sicherung von Qualität zu verstehen sind, werden hierzu Richtlinien, Strategien und weitere Projekte ausgearbeitet. So ergab eine EVA-Studie *„Einflüsse auf die ärztliche Verschreibung von Antibiotika in Deutschland"*, dass über 80 % aller Ärzte (84 % ambulant und 78 % stationär tätigen) sich bei AB-Therapien in ihrer täglichen Arbeit an Empfehlungen oder Leitlinien orientieren. Somit erweisen sich Leitlinien unter der Ärzteschaft als anerkanntes Instrument des Qualitätsmanagements. (RKI, 2009). Für die geordnete und strukturierte

Qualitätsproduktion werden klare Verantwortlichkeiten delegiert (z. B. Ministerien, Gremien), Abläufe festgelegt, Checklisten bzw. Dokumentation und Handbuch eingeführt. Durch Kontrollen können Steuerungs- bzw. Verbesserungsstrategien erarbeitet werden. Dies können bspw. Schulung oder Qualitätszirkel sein, mit dem Ziel, Wissen und Erfahrungen auszutauschen, zu analysieren und zu bewerten. Was die Qualitätssicherung der AB-Versorgung und die Verbreitung der Zoonosen betrifft, wurde das One-Health-Konzept eingeführt, an welchem sich viele Länder weltweit beteiligen. Im Unterkapitel 4.1 wird das Konzept genauer erläutert. Der darauffolgende Unterkapitel gilt speziell der deutschen Strategie DART. Hier sind die Qualitätsziele klar definiert. Die Erfolge werden in regelmäßigen Abständen bei den Gremienversammlungen überprüft und entsprechende Verbesserungsstrategien entwickelt.

Bei dem Plan der WHO, durch die nationalen Strategien die ABR in dem jeweiligen Mitgliedsstaat zu bekämpfen, sollen auch Daten zur Zunahme von Antibiotikaresistenzen gesammelt werden. Als Maßnahmen werden bspw. die Verbesserung der Hygienemaßnahmen in Krankenhäusern zur Verhinderung der Infektionen mit resistenten und daher lebensbedrohlichen Keimen genannt. (WHO 2015).

4.1 One-Health-Konzept als weltweites und sektorübergreifendes QMS

Den Aktionsplan „One-Health" hat die EU-Kommission als Reaktion auf die Berichten der WHO im 2017 vorgelegt, mit der Aufforderung der Mitgliedsstaaten, die beschriebenen Maßnahmen zur Bekämpfung antimikrobieller Resistenzen schnellstmöglich umzusetzen. Die Umsetzung soll in folgenden Schritten umgesetzt werden:

1. Annahme des strategischen EU-Ansatzes zur Minimierung von AM in der Umwelt

2. Maximierung von Daten aus Überwachungsmaßnahmen

3. Stärkung des Wissenschaftlichen Ausschusses „Gesundheits- und Umweltrisiken"

(UBA 2018).

UBA (2018a) definiert One-Health-Ansatz als ein gemeinsames, integratives Management gesundheitlicher, für das Entstehen und die Übertragung von Krankheiten relevanter Risiken, mit dem Fokus auf die Gesundheit der Menschen und der Tiere, den Umweltschutz sowie die Vermeidung von Krankheitsübertragung durch Lebensmittel, internationalen Handel und Reisen. Beteiligt an der Forschungsvereinbarung zum One-Health unter Verteilung der Verantwortungsbereiche sind BMBF (Initiierung des

„Nationalen Forschungsnetzes zu zoonotischen[3] Infektionskrankheiten"), BMEL (Umsetzung der Forschungsvereinbarung), BMG (Bekanntmachungen) und BMVg (Zoonosen-Forschung), dabei ist der Grundgedanken, die Gesundheit von Mensch und Tier seien miteinander verbunden und damit einheitlich. Die erste Zusammenarbeit erfolgte 2006 und wird seitdem regelmäßig aktualisiert und verbessert. (BMBF 2016). Das Ziel ist die ABR-Prävention und soll demnach durch die Zusammenarbeit aller Sektoren[4] erreicht werden. Hierzu gehören insbesondere gemeinsame Verantwortung bei der Reduzierung der Verbreitung und Entstehung von Antibiotikaresistenzen und ständiger Austausch wie z. B. Austausch beratender Gremien für Zoonosen. (UBA 2018a). Zum Austausch der Informationen zwischen den Sektoren hat sich die „Nationale Forschungsplattform für Zoonosen" etabliert. (BMBF 2016). Außerdem erfolgen interdisziplinäre Forschungsprojekte, bei welchen die Tierärzte und Landwirte miteingebunden werden, was zur Verbesserung der fachlichen Praxis beiträgt. Es bestehen Möglichkeiten für die Teilnahme an Schulungen und den Transfer von Wissen zwischen Praxis und Forschung, welche ganzheitliche Denkweise fördern sollen. Die Umwelt samt aller Beteiligten (z. B. Zucht, Mast, Futterhandel, Bündler, Schlacht- und Verarbeitung sowie tierärztliche Bestandsbetreuung) wird stärker in Betracht gezogen. (UBA 2018a).

Im Zusammenschluss befassen sich mehrere internationale Organisationen wie FAO, OIE und WHO mit dem One-Health-Konzept. Alle 198 Mitgliedsländer haben sich verpflichtet, bis 2017 einen Nationalen Aktionsplan zu entwickeln, was Deutschland mit der DART bzw. DART 2020 seit 2015 erfolgreich führt. Das gemeinsame Vorgehen und internationale Solidarität zur Eindämmung der ABR sind insgesamt weltweit als positiv zu beurteilen.

Nach dem One-Health-Grundgedanken ist für die Umsetzung des Ansatzes die Verbindung der Human- und Veterinärmedizin fundamental. Unabdingbar ist hierzu die interdisziplinäre Zusammenarbeit in Biologie, Umweltforschung, Agrarwissenschaften, Lebensmitteltechnik und dem öffentlichen Veterinär- und Gesundheitsdienst. (BMBF 2016). Sektorübergreifende One-Health-Lösungsansätze werden in Forschungsprojekten wie MedVet-Staph, RESET und InfectControl 202 verfolgt, die sowohl die Tier- und Humanmedizin als auch Umweltfaktoren sozialwissenschaftliche Aspekte, Patienten und die Öffentlichkeit sowie verbesserte Information von Ärzten und Patienten bezüglich des sinnvollen Einsatzes von Antibiotika einbeziehen. (Niedrig et al. 2017).

---

[3] Zoonosen sind Infektionskrankheiten, die von Erregern verursacht werden, die wechselseitig zwischen Tieren und Menschen übertragbar sind (BMBF, 2016).
[4] Human- und Tiermedizin, Umwelt, Tierhaltung, globaler Handel und Reisen

4.2 DART 2020

DART– Die Deutsche Antibiotika-Resistenzstrategie wurde in Kooperation von BMG, BML und BMBF mit dem übergeordneten Ziel, die Entstehung und Ausbreitung von ABR explizit in Deutschland zu verhindern, erarbeitet. One-Health-Ansatz steht hierbei im Vordergrund. Die DART wird in regelmäßigen Abständen analysiert und überarbeitet. (BMG 2019). Der jüngste 4. Zwischenbericht „DART 2020" der BMG zum Thema „Antibiotikaresistenzen vermeiden" erschien im Jahre 2019. Darin sind die 6 Ziele enthalten mit jeweiliger Beurteilung über deren Erreichung und die möglichen Verbesserungsmaßnahmen. Im Folgenden wird jedes einzelne Ziel betrachtet.

4.2.1 Ziel 1 One-Health-Ansatz national und international stärken

Als erstes Ziel soll der One-Health-Ansatz, sektorübergreifend in enger Zusammenarbeit der Beteiligten zu agieren, national und international unterstützt und gestärkt werden. (BMG 2019).

4.2.2 Zeil 2 Resistenzentwicklungen frühzeitig erkennen

Durch das zweite Ziel der frühzeitigen Erkennung der Resistenzentwicklung können die Therapie- und Hygienemaßnahmen an die aktuelle Situation effizient angepasst werden. Auch das ärztliche Verordnungsverhalten kann durch die Bereitstellung der aktuellen Informationen positiv beeinflusst werden. (BMG 2019). So ergab die RKI-Studie, dass die Ärzte die Zusammenarbeit mit Mikrobiologen und dem Labor für sehr wichtig in der Aufklärung zu Antibiotika und Resistenzen halten und Zusammenarbeit, z.B. regelmäßige Informationsangebote vom Mikrobiologen zum Thema Keime, Antibiotika und Resistenzen, wünschen (Valesco et al. 2009).

4.2.3 Ziel 3 Therapieoptionen erhalten und verbessern

Das Ziel, die Therapieoptionen zu erhalten und zu verbessern, beinhaltet Maßnahmen, die einen sachgerechten AB-Einsatz fördern. Wichtig ist hierbei die genaue Datenerfassung über die verordneten AB, deren Mengen und Wirksamkeit. So wünscht sich die Ärzteschaft laut der RKI-Studie mehr Informationen zu den neuen AB, Ausweichmöglichkeiten in besonderen Fällen (z.B. Allergien oder Schwangerschaft), Fortbildungs-Veranstaltungen zu Antibiotika und vermerkt negativ die mangelnde Kommunikation bzgl. der AB und fehlende Feedbackmöglichkeiten über die erfolgte Therapie der Patienten. (Valesco et al. 2009). Zu diesem Zweck wurde bspw. 2014 von RKI in Zusammenarbeit mit Charité eine Antibiotika-Verbrauchs-Surveillance (AVS) aufgebaut. Auf der AVS-Webseite stehen die Referenzdaten der Öffentlichkeit zur Verfügung. (BMG 2019). Von BMEL (2014) erlassen wird die 16. AMG-Novelle, wodurch der AB-Einsatz auf das zur Behandlung von Tierkrankheiten absolut notwendige Maß zu beschränken und durch

Dokumentation nachzuweisen sei. Die Befugnisse der zuständigen Kontroll- und Überwachungsbehörden der Bundesländer werden entsprechend zu erweitern. Die Maßnahmen des AB-Minimierungskonzepts der sind gemäß AMG §58g zu evaluieren. Die an die Tierärzte vertriebene AB-Mengen konnten so bis 2017 im Vergleich zu 2011 um 57% gesenkt werden. (BMG 2019).

4.2.4 Ziel 4 Infektionsketten frühzeitig unterbrechen und Infektionen vermeiden

Das viert Ziel, die Infektionsketten frühzeitig zu unterbrechen und Infektionen zu vermeiden, hat den Zweck, den AB-Verbrauch zu senken. Ausschlaggebend sei hier die Einhaltung der Hygienemaßnahmen sowohl im medizinischen Bereich als auch in der Tierhaltung, aber auch die genaue Diagnostik, welche den zielgenauen und damit sachgemäßen AB-Einsatz ermöglicht. Auch hier der Informationsaustausch von großer Bedeutung. Die Empfehlungen der KRINKO zur Erkennung, Verhütung und Bekämpfung von Infektionen in medizinischen Einrichtungen werden unter Anpassung an den aktuellen Stand der medizinischen Wissenschaft stetig weiterentwickelt. (BMG 2019).

4.2.5 Ziel 5 Bewusstsein fördern und Kompetenzen stärken

Förderung des Bewusstseins und Stärkung der Kompetenzen ist das fünfte Ziel auf dem Weg zum sachgerechtem AB-Einsatz und setzt laut BMG (2019) gewisse Kenntnisse in der Bevölkerung, Human- und Tiermedizin voraus. Zu diesem Ziel bedarf es Informationsvermittlung und -austausch, aber auch der Aufklärung, was auch die EVA-Studie der RKI zeigt und präventive Aufklärung in allen Sektoren als sinnvoll bestätigt. Demnach halten die Ärzte, neben den allgemeinen Informationen zu den AB, folgende, ABR-relevante Informationen für wissenswert und therapierelevant:

➢ aktualisierte Informationen über neue Keime und entsprechende Krankheiten

➢ Resistenzen z.B. wie die Resistenzen von Keimen gegenüber bestimmten Mitteln (insbesondere den Krankenhaus-Ärzten wichtig) in diesem Zusammenhang die aktuellen gesundheitlich gesellschaftlichen Entwicklungen

➢ neue AB-Strategien in Verbindung mit den aktuell resistenten Keimen

➢ Informativ eingeschätzte Websites als zusätzliches Medium und/oder Fortbildungs-Veranstaltungen zu Antibiotika

➢ präzisen und kurzen Aufklärung, in gedruckter Form (z. B. Mitteilungsblättern) mit rein wissenschaftlichem Hintergrund von unabhängigen Institutionen wie der BZgA, dem PEI oder dem RKI, mit regelmäßiger Aktualisierung der Informationen (z.B. monatlich)

(Valesco et al. 2009).

Die Kompetenzsteigerung und Sensibilisierung der Ärzteschaft durch Wissensvermittlung und Aufklärung erweist sich somit aus der ärztlichen Sicht als sinnvoll für den rationalen AB-Verordnungsverhalten und den AB-Einsatz. Des Weiteren vermerken die befragten Ärzte die Relevanz der Aufklärung von Patienten und der breiten Öffentlichkeit zur generellen Erhöhung der Compliance. (Valesco et al. 2009).

Die BZgA (o. J.) und die BÄK (2018) klären die Patienten bezüglich der AB laienverständlich und ausführlich wie folgt auf:

> AB sind nur bei bakterienbedingten Infektionen wirksam!
> Keine AB-Selbstmedikation! Einnahme nach ärztlicher Untersuchung und Verschreibung.
> Den Arzt informieren über eventuell bestehende Krankheiten, laufende Therapien/Medikamenteneinnahmen, Schwangerschaft/Stillen.
> Einnahme genau nach Vorschrift: Dosierung, Einnahmezeiten und -dauer. Auch bei Besserung darf die Einnahme nicht verkürzt werden.
> Angaben bzgl. der Wechselwirkungen mit anderen Medikamenten bzw. mit Nahrungs- oder Genussmittel sind zu beachten (Beipackzettel oder Arzt). Optimale Einnahme mit Wasser.
> Dokumentation einer AB-Therapie durch den Patienten (AB-Bezeichnung, Dosierung, Zeiten und mögliche Nebenwirkungen) kann sinnvoll sein.
> Über auftretende Nebenwirkungen oder andere unerwünschte Auffälligkeiten ist der Arzt zu informieren.
> Kein AB-Austausch! Auch bei ähnlichen Symptomen dürfen AB von anderen Personen nicht eingenommen werden.
> Auf Naturmedizin bzw. Heilpflanzen zurückgreifen, auch begleitend zur AB-Therapie.

4.2.6 Ziel 6 Forschung und Entwicklung unterstützen

Mit dem Ziel, Forschung und Entwicklung zu unterstützen, sollen die Entwicklung neuer antibiotischer Wirkstoffe und die Forschung auf den wissenschaftlichen Gebieten, welche zum besseren Verständnis zur Entstehung und Verbreitung von Resistenzen beitragen, gefördert werden. An den ca. 35 Forschungsprojekten zur Erarbeitung der Lösungsansätze sind Berufsgruppen beteiligt wie Ärzte, Biologen, Veterinäre, Materialwissenschaftler, usw. Die pharmazeutische Forschung wird von der Bundesregierung mit der „Nationalen Wirkstoffinitiative" gefördert. (BMG 2019).

5 Aussicht auf „Post-Antibiotika-Ära"

Nachdem etwa ein Jahrhundert die Weltpopulation mehr oder weniger durch die AB vor vielen Infektionskrankheiten geschützt war, steuert die Menschheit auf eine Post-Antibiotika-Ära zu oder befindet sich bereits darin. Bakterielle Infektionserkrankungen sind wieder auf dem Vormarsch. Nach WHO ist ein Zustand zu erwarten, dass häufige Infektionen und leichte Verletzungen, die in den letzten Jahrzehnten relativ einfach behandelt werden konnten, zu tödlichen Gefahren mit fatalen Folgen werden (Ärzteblatt 2014).

Niedrig et al. (2017) gehen davon aus, dass Resistenzmechanismen gegen zukünftig entwickelte Antibiotika bereits heute existieren und antibiotikaresistente Bakterien niemals eliminiert werden und auch die Entwicklung neuer Antibiotika löst das Problem nicht. Jedoch macht WHO die Hoffnung, dem unvermeidlichen Zustand mit koordiniertem und sofortigem Handeln entgegenwirken zu können (Ärzteblatt 2014).

Resistente und vor allem multiresistente Erreger können zu schweren Krankheitsverläufen häufig mit tödlichem Ende führen (Valesco et al. 2009). Theoretisch könnte die Entwicklung neuer AB-Wirkstoffe das Problem lösen, jedoch ist die Forschung auf dem Gebiet kostspielig und zeitaufwändig, während die Resistenzen sich schon bald nach der Markteinführung gegen das neue AB bilden (WHO 2012). BAH (o. J.) warnt außerdem, dass nicht nur die regional bekannten Infektionskrankheiten zurückkehren, sondern zudem sich mehr Bakterienarten aufgrund des interkontinentalen Personen- und Gütertransportes sowie der Veränderung des Weltklimas verbreiten.

6 Resümee

Zielsetzung der vorliegenden Arbeit, zu analysieren, inwieweit die globale Minimierung der ABR durch die sektorübergreifende Maßnahmen zu Bekämpfung und Prävention im Rahmen des Qualitätsmanagementsysteme national und international möglich ist, lässt sich in dem gegebenen Umfang nicht eindeutig erreichen. Einerseits wird seit mehreren Jahrzehnten auf sämtlichen Ebenen global gehandelt und es eine positive Tendenz mit teilweise bedeutenden Erfolgen zu verzeichnen. Andererseits bestehen weltweit weiterhin Faktoren, welche die Entwicklung der ABR fördern und sich von den unternommenen Maßnahmen nur bedingt bis gar nicht beeinflussen lassen.

Was AB sind ist in der Regel bekannt, bei der Bedeutung der ABR werden jedoch einige Menschen überfragt sein. Die Arbeit beginnt mit einer kurzen Einführung ins Thema der Antibiotika, deren Wirkung und Signifikanz für die Menschheit, aber auch die ABR-

Entwicklung als Antwort der Mikroorganismen auf die antibiotische Wirkung. Die Darstellung der Entwicklung und Ausbreitung der ABR zeigt, dass die Gefahren nicht nur in der AM-Versorgung der Humanmedizin sind, sondern auch in der Veterinärmedizin bzw. der Massentierhaltung, wobei die Ausbreitung durch die Umwelt (wie Böden oder Gewässer) und die Globalisierung (wie Reisen oder internationaler Handel) gefördert wird. Durch die von Land zu Land unterschiedliche Regelung der AB-Versorgung (z. B. rezeptfreie AB-Verfügbarkeit) ergeben sich regionale Unterschiede im Ausmaß der ABR-Folgen. Somit erweist es sich als sinnvoll, den allgemein und international gültigen Begriff der Qualität für die AM- bzw. AB-Versorgung einzuführen. Relevant sind sowohl die Produktqualität des AB, als auch die Struktur-, Prozess- und Ergebnisqualität. Hierzu müssen die Bevölkerungsgruppen (wie Ärzte, Patienten, Tierhalter, etc.) zu der Thematik sensibilisiert bzw. über die Gefahren der unsachgemäßen AB-Handhabung aufgeklärt werden. Hierbei besteht die Schwierigkeit, alle Menschen zu erreichen und das Verständnis zu erzeugen, was vor allem die Entwicklungsländer betrifft. Im Rahmen des QM werden Maßnahmen erarbeitet, um den ABR entgegenzuwirken. Von hoher Relevanz ist hier die genaue Datenerfassung, was ebenfalls auf mangelnde Bereitschaft und Unverständnis einiger Bevölkerungsgruppen stößt. In vielen Ländern werden die QMS zur Bekämpfung und Prävention der ABR auf Grundlage der verfügbaren Daten erarbeitet, eingeführt und regelmäßig weiterentwickelt. Die Regelungen zu den QMS werden auf politischem bzw. gesetzlichem Niveau festgelegt und sind für die Einrichtungen, sektorübergreifend verpflichtend. Es existiert (gegenwärtig laufende ober bereits vollendete) hohe Zahl an politisch oder wissenschaftlich initiierten Programmen und Studien weltweit, welche sich mit der ABR-Thematik befassen. Im Rahmen dieser Arbeit werden zwei bedeutendsten QM-Konzepte beleuchtet. Nach dem Globalen Plan in der weltweiten ABR-Bekämpfung von WHO, FAO und OIE wurde das One-Health-Konzept von den deutschen Behörden BMBF, BMG, BMEL und BMV mit dem Leitgedanken einer sektorübergreifenden Zusammenarbeit entwickelt. Speziell in Deutschland richten sich die QMS nach den 6 Zielen der DART, ausgearbeitet von BMG, BMEL und BMBF. Die DART bzw. aktuell Dart 2020 wird in regelmäßigen Abständen analysiert, evaluiert und verbessert. Zwar werden Erfolge, wie bspw. die Senkung der an die Tierärzte vertriebenen AB-Menge um 57% innerhalb von 6 Jahren, verzeichnet, befürchten jedoch einige Experten die sogenannte Post-AB-Ära, ein Zeitalter, wie vor der AB-Entdeckung, in der die Menschen von den einfachen Infektionen starben.

Die Schlussfolgerung aus den Ergebnissen im Hinblick auf die Fragestellung lässt sowohl die optimistischen als auch die pessimistischen Aussichten zu. Werden die Menschen ausreichend sensibilisiert und findet die Umsetzung der Maßnahmen flächendeckend statt, so können die ABR durchaus minimiert werden. Jedoch bleibt in diesem Fall das Verhalten der Microorganismen und damit die Gefahr für die Menschen in der Zukunft schwer einzuschätzen.

7 Literaturverzeichnis

AMG

Ärzteblatt (2014) *„Resistenzen: WHO warnt vor Post-Antibiotika-Ära"*, verfügbar unter: https://www.aerzteblatt.de/nachrichten/58507/Resistenzen-WHO-warnt-vor-Post-Antibiotika-Aera

BAH (2019) *„Resistenzen – wenn Antibiotika nutzlos werden"*, OPG Spezial, ISSN 1860-8434, verfügbar unter: https://www.bah-bonn.de/unsere-themen/antibiotika/

BAH (o. J.) *„Antibiotika"*, verfügbar unter: https://www.bah-bonn.de/unsere-themen/antibiotika/

BÄK (2016) *„Antibiotika – was Sie wissen sollten"* (Patienteninformation), ÄZQ im Auftrag von KBV und BÄK, verfügbar unter: https://www.bundesaerztekammer.de/fileadmin/user_upload/downloads/pdf-Ordner/Patienteninformationen/Antibiotikabehandlung.pdf

BMBF (2016) *„Erneuerung der Forschungsvereinbarung zu zwischen Tieren und Menschen übertragbaren Krankheiten (Zoonosen)"*, One-Health – Forschung für Gesundheit von Mensch und Tier, verfügbar unter: https://www.bmbf.de/files/Forschungsvereinbarung_Zoonosen.pdf

BMEL (2014) *„Mehr Schutz vor Antibiotika-Resistenzen durch Regelungen im Arzneimittelgesetz"*, verfügbar unter: https://www.bmel.de/DE/themen/tiere/tierarzneimittel/gesetz-antibiotikaresistenzen.html#doc7938bodyText2

BMG (2019) *„Antibiotikaresistenzen vermeiden"*, DART 2020 – Zwischenbericht 2019

BZgA (o. J.) *„Antibiotika"*, verfügbar unter: https://www.infektionsschutz.de/infektionskrankheiten/behandlungsmoeglichkeiten/antibiotika.html

Deutscher Bundestag (2016) *„194. Sitzung: Minimierung von Antibiotika in der Medizin"*, verfügbar unter: https://www.youtube.com/watch?v=zNL7i2pvhso&feature=youtu.be

Doyle, Ulrike (2020) *„Was ist der One-Health-Ansatz und wie ist er umzusetzen?"*, UBA

Kern, Winfried V. (2018) *„Rationale Verordnung in der Humanmedizin"*, Bundesgesundheitsamt 2018, , Springer-Verlag GmbH Deutschland, online seit 9. April 2018, verfügbar unter: https://www.rki.de/DE/Content/Infekt/Antibiotikaresistenz/Grundwissen/BGBL_61_11_Kern.pdf?__blob=publicationFile

Niedrig, M., **Eckmanns**, T., **Wieler**, L. H. (2017) *„One-Health-Konzept. Eine Antwort auf resistente Bakterien?"*, Deutsches Ärzteblatt, Perspektiven der Infektiologie 2017, verfügbar unter: https://cdn.aerzteblatt.de/pdf/114/17/p8.pdf

Preusker (2017) *„Lexikon des deutschen Gesundheitssystems"*

Rebscher (2011) „*Qualitätsmanagement in Gesundheitssystemen*", Deutsch-Schweizerische Gesellschaft der Gesundheitspolitik

RKI (2019) „*S2k Leitlinie - Kalkulierte parenterale Initialtherapie bakterieller Erkrankungen bei Erwachsenen*" – Update 2018 2. aktualisierte Version, erstellt am 25. Juli 2019 Herausgeber: Paul-Ehrlich-Gesellschaft für Chemotherapie e.V. (PEG), verfügbar unter: https://www.awmf.org/uploads/tx_szleitlinien/082-006l_S2k_Parenterale_Antibiotika_2019-08.pdf

sda (2015) „*WHO: Antibiotika-Resistenz als «globale Gesundheitskrise»*", Schweizer Bauer 15. Januar 2021, verfügbar unter: https://www.schweizerbauer.ch/tiere/tiergesundheit/who-antibiotika-resistenz-als-globale-gesundheitskrise/

Stille, Brodt, Groll & Just-Nübling (2006) „*Antibiotika-Therapie. Klinik und Praxis der antiinfektiösen Behandlung.*" 11. Auflage, Schattauer Stuttgart New York, ISBN 3-7945-2160-9

UBA (2018) „*Antibiotika und Antibiotikaresistenzen in der Umwelt Hintergrund, Herausforderungen und Handlungsoptionen*", verfügbar unter: https://www.umweltbundesamt.de/sites/default/files/medien/479/publikationen/181012_uba_hg_antibiotika_bf.pdf

UBA (2018 a) „*One-Health: Integratives Management von Gesundheitsrisiken*", verfügbar unter: https://www.umweltbundesamt.de/integratives-management-von-gesundheitsrisiken

Valesco E., Eckmanns T., Espelage W., Barger A., Krause G. (2009) „*Einflüsse auf die ärztliche Verschreibung von Antibiotika in Deutschland*" (EVA-Studie), RKI - Abschlussbericht an das BMG, verfügbar unter: http://www.mre-netzwerk-mittelhessen.de/images/DOWNLOADS_NEU/EVA_BMG_Schlussbericht.pdf

WHO (2012) „*Antibiotikaresistenz*", offizielle Webseite der WHO, verfügbar unter: http://www.euro.who.int/de/media-centre/sections/press-releases/2012/11/self-prescription-of-antibiotics-boosts-superbugs-epidemic-in-the-european-region/antibiotic-resistance

WHO (o. J.) „*Was kann getan werden?*", offizielle Webseite der WHO, verfügbar unter: http://www.euro.who.int/de/media-centre/sections/press-releases/2012/11/self-prescription-of-antibiotics-boosts-superbugs-epidemic-in-the-european-region/antibiotic-resistance/what-can-be-done

BEI GRIN MACHT SICH IHR
WISSEN BEZAHLT

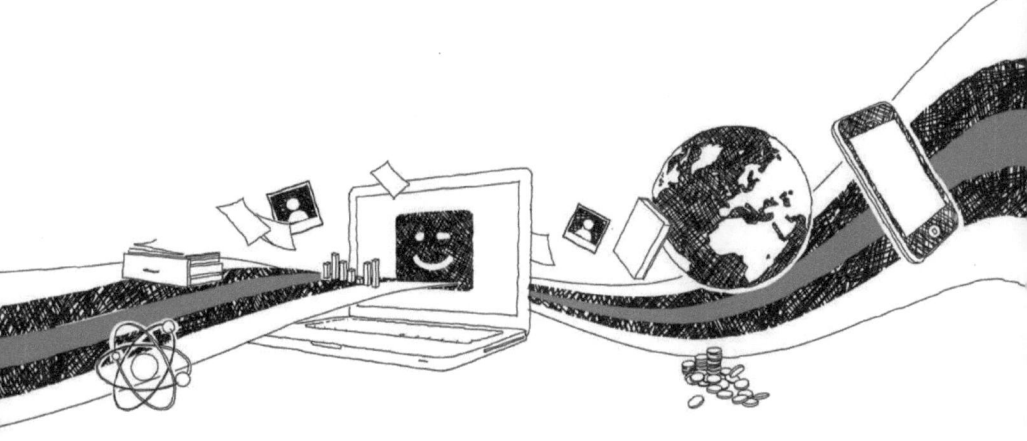

- Wir veröffentlichen Ihre Hausarbeit,
  Bachelor- und Masterarbeit

- Ihr eigenes eBook und Buch -
  weltweit in allen wichtigen Shops

- Verdienen Sie an jedem Verkauf

Jetzt bei www.GRIN.com hochladen
und kostenlos publizieren

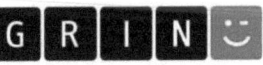